AF309601

QUELQUES RÉFLEXIONS

SUR

L'ÉPIDÉMIE CHOLÉRIQUE

QUI A RÉGNÉ

A MAZAMET,

Dans le courant de l'année 1854,

PAR

M. Pierre DÉCAZIS,

Médecin cantonal, Chirurgien de l'Hôpital civil de Mazamet, de la Maison de Refuge de la même ville; Membre correspondant des Sociétés impériales de Médecine pratique de Montpellier, de Toulouse, de Lyon, de Bordeaux, de l'Institut Historique de Paris, et de la Société des Sciences Physiques, Chimiques et Arts Agricoles, Industriels de France.

CASTRES,

Typographie de Veuve Grillon, rue Sabbaterie, no 7.

1855.

A MES CONCITOYENS

DE LA VILLE DE MAZAMET.

Je vous devais des avis, je vous les donne.
Je serais heureux s'il portent un bon fruit.

P. D.

AVANT-PROPOS.

Il y a vingt ans environ, que j'eus l'honneur de m'adresser à l'administration, pour lui donner quelques avis sur les moyens hygiéniques et prophylactiques à prendre, relativement à l'épidémie cholérique, qui menaçait alors d'envahir notre contrée. Mes prévisions se sont malheureusement réalisées, puisque notre population et celles d'alentour viennent d'être atteintes du fléau cholérique.

Il est aujourd'hui plus que jamais, de mon devoir de fixer l'attention administrative, et de donner mes conseils au public. Je ne doute nullement que ma voix ne trouve de l'écho; car du moment que cette maladie a apparu dans nos murs, l'administration municipale s'est empressée de mettre à la disposition du corps médical les moyens d'agir efficacement. Comme citoyen et comme homme de l'art, je la remercie de l'empressement qu'elle a mis à accorder des secours, et je sollicite auprès d'elle des mesures, que je crois encore, pour l'avenir, de la plus haute importance : car qu'on ne s'y trompe pas, cette maladie est une hydre, qui se reproduit sous l'influence de mille circonstances, qu'on ne peut apprécier tout d'abord. Aussi, sentinelle avancée, je veux prévenir le retour du fléau, qui, depuis longues années déjà, promène sa faux homicide, et décime l'espèce humaine.

Si l'administration a largement rempli son devoir, il est des personnes qui ont trouvé dans la charité de leur cœur, l'énergie de se rendre auprès des cholériques, pour les assister. Nous sommes heureux de citer entr'autres M. Estelle, directeur de la poste aux lettres, qui a bien voulu maintes fois visiter avec nous les malades, et se mettre à notre disposition à toute heure du jour et de la nuit. Il est bon, en de telles conjonctures, de faire connaître les hommes, qui ont bravé la panique de la contagion, lorsque plus timides et moins charitables, tant d'autres émigraient au loin.

Je dois encore citer ici les Sœurs de l'hôpital, qui, dans diverses circonstances, ont porté aux cholériques des secours et des consolations.

Du calme et du courage, mes concitoyens ! Si de nouveau nous sommes frappés par ce cruel ennemi, le corps médical ne vous fera pas défaut. Aidés de l'expérience que nous avons acquise, nous déploierons, pour le poursuivre, tout notre zèle et toutes nos forces ; à toute heure et à tout moment, nous serons parmi ceux d'entre vous, qui réclameront nos soins. Au reste le passé doit être pour vous une garantie de l'avenir.

HISTOIRE

Et Étiologie du Choléra - Morbus.

Felix qui potuit rerum cognoscere causas.
VIRGILE. Géorg.

La maladie, connue sous le nom hybride de
choléra-morbus et dont Hyppocrate et tous les médecins anciens nous ont donné tour-à-tour l'histoire
a été jusqu'à ce siècle, classée arbitrairement dans
nos nosographies; l'école physiologique en fait une
phlegmasie; Pinel la classe dans les fièvres bilieuses,
Vogel parmi les flux, et Cullen dans les névralgies;
mais celle qui nous occupe, espèce différente dans le
même genre et que nous appelons choléra asiatique, a
été divisée en choléra humide, choléra sec, choléra
foudroyant et choléra occulte : quelques praticiens même
ont fait un choléra bleu, mais nous ne nous arrêterons
pas à cette dernière dénomination, qui ne désigne qu'un

phase de la maladie. Ces formes cholériques n'ont pas une marche constante et régulière : elles se transforment tantôt en gastro-entérite , comme le dit l'auteur de la doctrine physiologique, en gastro-entéralgie, en fièvre gastrique bilieuse , et enfin nous l'avons vue prendre le caractère intermittent pernicieux. Cette marche insolite nous explique la divergence d'opinions sur le traitement. Tous ces changements n'ont pas encore permis au praticien de trouver la cause essentielle de cette grave affection; c'est du reste ce qui nous arrive toujours dans ce genre de maladies, car le génie épidémique échappe ordinairement aux investigations de la science. Voilà pourquoi, parmi les médecins, les uns saignent, les autres donnent des vomitifs, ceux-ci des purgatifs , et ceux-là enfin des anti-spasmodiques et même des fébrifuges. Cette difficulté de trouver non seulement la cause matérielle de cette affection , mais son siège et sa nature, tiendrait-elle à ce que, comme le dit Piquer, on n'observe pas suffisamment la maladie pour la caractériser? Cependant les princes de la science ont mis tout en œuvre pour arriver à ce but. A cet effet la chimie et la physique ont prêté leur puissant concours , et ont amené les deux hypothèses que l'atmosphère manque de quelque condition normale, ou bien qu'un principe vénéneux, inaccessible à l'analyse, était la cause de cet état morbide. Cela nous ferait comprendre pourquoi la maladie est si fréquemment mortelle. Dans cette conjoncture, nous pourrions dire avec Corvisar, que les mouvements, qui se produisent ou s'exécutent dans l'intérieur des viscères, et sont ainsi hors de la portée de tous nos sens, jettent les fondements cachés de toutes les maladies, dont nous n'apercevons que trop tard le développement irrémédiable. Mais à laquelle de ces deux hypothèses devons-nous nous arrêter ? C'est ce que nous ne déciderons pas. Dans tous les cas, si le choléra doit être attribué à une cause immuable, nous sommes à nous demander, à moins de croire avec le vieillard de Cos qu'une même cause peut produire différents effets, comment des traitements divers ont été suivis d'un égal succès.

Après toutes ces considérations nous sommes portés à définir le choléra : Un renversement contre nature du mouvement péristaltique, ou une contraction de l'estomac et des intestins, avec altération de l'innervation dont les causes ne peuvent être toujours déterminées. Toutefois, en attendant que d'autres plus perspicaces et plus judicieux nous donnent la clef du nœud gordien, nous nous croyons obligés de faire connaître les réflexions suggérées par notre expérience.

Le choléra, ainsi que l'a dit le docteur Girodeau de Saint-Gervais, est plus dangereux que la peste. Tous les climats lui sont favorables : il a exercé également ses ravages sur les côtes de la mer Baltique et dans les régions de l'Équateur. Il empoisonne l'air par sa présence ; il marche avec les vents, semant partout la désolation et la mort. Il parcourt des distances énormes. Parti du Bas-Bengale, son berceau, il a visité Ceylan, l'île Bourbon, l'île Maurice, les Mollu-ques, les Philippines, Canton et Pékin; puis, reve-vant sur ses pas, il est entré dans l'Indoustan, a gagné Bombay, traversé la Perse, s'est dirigé vers Orembourg, Astracan, Archangel, a pénétré de là dans le cœur de la Russie, de la Pologne et de l'Au-triche ; on le voit à la fois au Caire, à Alexandrie, à Vienne et à Berlin.

Depuis son apparition à Jessore en 1817, il a visité tous les peuples, toutes les nations, suivant pres-que toujours les fleuves et les grandes rivières. Ainsi, dans un court espace de temps, il a embrassé une aire de 2,250 heures du nord au sud, de 2,000 de l'est à l'ouest, franchissant les monts à 6,000 pieds de hauteur, également terrible par le froid et le chaud, la sécheresse et l'humidité. Il s'est montré en France en 1832, paraissant et disparaissant tour-à-tour, frappant une population et laissant intactes celles qui l'avoisinaient. Il attaque indistinctement tous les âges, toutes les classes ; mais particulière-ment les hommes faits, et la classe mal logée, mal nourrie, épuisée d'ailleurs par le travail et la fatigue, en un mot par toute sortes d'excès. Les enfants et les vieillards sont plus cruellement frappés, mais rare-ment atteints.

Parmi les causes, qui prédisposent au choléra, l'observation nous a fait connaître les variations brus-ques dans la température, ou dans l'état hygrométrique de l'air; le passage subit du froid au chaud, du sec à l'humide, et *vice versâ;* l'inclémence de l'air pendant la nuit; l'habitation dans les lieux bas et humides; le changement subit des vêtements chauds pour d'autres plus légers; l'entassement des individus, l'encombrement des habitations par des animaux domestiques, la malpropreté, les indigestions, l'usage et surtout l'excès des boissons alcooliques. L'incontinence, les veilles trop prolongées, les travaux excessifs de l'esprit et du corps, les affections tristes de l'âme, les passions débilitantes, la viande salée sont autant de causes très-dangereuses du choléra. Si les Juifs, comme l'observe M. Monbrion, ont mieux été traités par ce fléau, ils le doivent probablement à leur sobriété accoutumée, à l'abstinence continuelle de la chair de porc, et à la prudence qu'ils portent ordinairement dans toutes leurs actions.

Mais de ce que l'expérience prouve que le salé favorise le choléra, il ne s'ensuit pas qu'une population, qui serait dans l'habitude d'en user, doit s'en abstenir entièrement. Sans doute, car il est un axiôme irrévocable : l'habitude est une seconde nature. Cela est si vrai qu'on ne peut supprimer complètement sans danger, une habitude contractée depuis longtemps.

Cependant l'usage continuel des aliments de même nature amène de nombreux cas de maladie. Tous les médecins qui, dans l'Inde, ont suivi les développements et les progrès du fléau, ont proclamé ce résultat de leurs observations. Tous ont vu que dans cette partie de l'Asie, le choléra sévit plus fortement sur les Brahmas qui ne vivent que de végétaux, parce que leur religion leur défend de se nourrir de substances animales. Dans le même pays, au contraire, les Européens, qui usent sans distinction de toute nourriture, comptent bien moins de victimes ; d'où il est permis de croire que l'uniformité dans le régime est très-nuisible en temps de choléra. Et ce qui corrobore cette opinion, c'est que les soldats et les jeunes gens des colléges, qui ont un régime varié, et qui mangent particulièrement des viandes fraîches, ont été quatre fois moins attaqués. Mais quelle que soit la nourriture employée au soutien de notre existence, nous ne devons pas oublier que l'intempérance et les excès qu'elle amène, attirent bien souvent la maladie. Dans tous les lieux, où a régné l'épidémie, le mardi était marqué par un plus grand nombre de cas, à cause des excès que la classe ouvrière est dans l'habitude de faire le dimanche et le lundi. En un mot, le fléau sévit plus particulièrement sur les personnes placées dans les conditions hygiéniques les plus mauvaises, épuisées par l'âge, par des maladies antérieures, par tout acte capable de produire une déperdition considérable de forces, et dont la résistance vitale est affaiblie par quelque influence déprimante de quelque nature qu'elle soit.

Certaines autres causes viennent d'être signalées, qui paraissent de la plus haute importance : c'est l'absence complète d'ozone dans les lieux où règne le choléra. Schœnbein l'a signalée; Bœckhel à Strasbourg, et Billiard de Corbigny ont fait les mêmes observations. Un autre savant au contraire a prétendu trouver dans l'excès d'ozone la cause de l'épidémie. Ces découvertes tout à fait récentes suffiraient à elles seules pour expliquer tous les phénomènes cholériques, depuis la première jusqu'à la dernière période.

D'autres enfin ont cherché à établir la cause première du choléra dans un changement de rapports entre l'électricité atmosphérique et l'électricité animale.

Symptomatologie et traitement.

Le choléra se présente le plus souvent avec des signes prodromiques, et les observateurs ont même dit que sur cent individus atteints de cette affection, quatre-vingt-dix-neuf ont éprouvé ce que nous appelons l'influence épidémique. Toutes les fois que cette cruelle maladie débute lentement, elle fait bien moins de victimes : c'est ce que l'observation a évidemment démontré. Aussi nous décrirons avec attention toute indisposition appelée cholériforme, c'est-à-dire la première atteinte que cause le génie cholérique, et qui constitue la période d'imminence. Cette période cependant est méconnaissable dans quelques cas; car l'invasion de la maladie étant parfois soudaine, comme le dit M. Double, elle ne se déclare qu'avec les symptômes de la seconde période, ainsi que l'a très-bien fait observer le professeur Delpech. Aussi les populations doivent bien se persuader qu'elles seront d'autant plus en sûreté, dans ces temps d'épidémie, qu'elles veilleront avec plus de soin sur leur santé, et qu'elles appelleront un homme de l'art, à la première connaissance d'un dérangement quelconque, surtout des fonctions digestives. On pourra, en attendant les secours de ce dernier, faire usage des moyens indiqués à l'article où nous parlerons du *traitement de la première période.*

Pour mettre les personnes à même d'apprécier le début et la marche de cette affection, nous allons décrire les symptômes, qui la caractérisent. Mais il est bon que chacun sache auparavant que cette maladie présente trois périodes bien distinctes : 1° la période d'invasion ; 2° la période algide ; 3° la période œstueuse ou de réaction. Nous diviserons aussi les symptômes en trois séries, qui se relieront chacune à l'une de ces trois périodes.

Symptômes de la période d'imminence ou d'invasion.

Lassitude dans les membres, malaise, frisson passager, vertige, insomnies, anxiété épigastrique, inappétence, soif, flatuosité de l'estomac, borborygmes, ventre serré et d'autrefois dévoiement, (ce dernier symptôme a été observé par les médecins de tous les pays, qui lui ont donné le surnom de prémonitoire), syncopes, particulièrement lorsque l'individu

veut agir; urines rares, mais quelquefois abondantes;
éructations , nausées, pouls faible , petit , mou , abat-
tement des forces physiques et morales : tels sont les
symptômes qui annoncent l'invasion de la maladie.

Symptômes de la période algide ou de concentration.

Les symptômes auxquels on reconnaît que la
maladie est arrivée à la seconde période sont les sui-
vants : vomissements des aliments contenus dans
l'estomac, accompagnés et suivis de matières jaunâ-
tres, vertes ou brunes avec flocons blanchâtres , ayant
l'aspect d'une crême de riz jetée avec force; selle
réziforme, et l'une et l'autre déjection offrant une
odeur acide et nauséabonde; une soif inextinguible ,
un abaissement de température de la périphérie du
corps et surtout des extrémités jusqu'à quatorze ou
quinze degrés; les yeux caves, affaissés et entourés
d'un cercle de couleur livide; l'entrée des narines,
les cils des paupières recouverts d'une matière pul-
vérulente, comme chez les enfants dans les affections
vermineuses; le bourdonnement des oreilles, la crampe
particulièrement au gras des jambes; le pouls vermi-
culaire, quelquefois même inaccessible au doigt, une
respiration pénible et lente; l'air expiré privé de
chaleur, une voix faible, des douleurs à l'épigastre ,
la langue froide et d'un blanc nacré-violacé, les urines entièrement suspendues, la face tirée et ayant
l'aspect cadavéreux.

Cette période doit fixer particulièrement notre attention; car, ainsi que le dit M. le docteur Annesley et que le répète M. Monbrion, c'est le moment opportun pour agir. Ces deux périodes, que nous venons de décrire étant quelquefois confondues, ainsi que nous l'avons fait remarquer, n'en font dans ce cas qu'une seule. Alors le traitement doit être d'autant plus actif que la maladie marche avec plus de véhémence.

Symptômes de la période œstueuse
ou de réaction,

Ici nos observations sont en tout conformes à la description donnée par l'académie et par tous les médecins, qui ont suivi attentivement la marche des épidémies cholériques.

La transmission de la période algide à la période œstueuse est fréquemment irrégulière. On observe parfois, dans le passage de l'une à l'autre, des alternations réitérées de froid et de chaud; souvent les parties qui sont les plus rapprochées du tronc se réchauffent, tandis que les extrémites sont froides. Dans certains cas, cette période s'établit graduellement : le pouls acquiert de la force et de la régularité, les traits reprennent l'état normal; une moiteur douce, et plus tard la transpiration et des sueurs arrivent. C'est dans cette période que l'état cholérique se transforme quelquefois en fièvre ataxique, et en fièvre typhoïde. On remarque des jactitations, quelquefois poussées jusques aux convulsions; la circulation devient irrégulière; la respiration fréquente, précipitée, la langue aride, rouge; les dents sont couvertes de fuliginosité; les urines restent supprimées; le dévoiement augmente; l'anxiété épigastrique devient plus aiguë; le ventre se retire sur lui-même; l'état de collapsus s'établit, ainsi que l'état comâteux ; le délire se déclare; la face devient parfois vultueuse, et le regard animé; les yeux injectés laissent souvent couler des larmes; la respiration est élevée, fréquente et parfois stertoreuse. Le patient éprouve une grande chaleur dans la région abdominale, de l'insomnie, de l'agitation. Sa langue est quelquefois rouge et irritée. Il ressent une soif inextinguible : dès-lors on voit se développer des accidents graves. Ce moment de réaction a été fréquemment accompagné de congestions cérébrales.

Nous devons dire, avec quelques auteurs, que bien souvent on n'a aperçu, dans les périodes de corrélation, aucune dépendance de rapport dans la durée, ni dans l'intensité des phénomènes. Enfin pour compléter l'énumération des symptômes, qui accompagnent cette période, il faut citer aussi l'affaiblissement de la circulation, la disparition du pouls, la froideur de tout l'extérieur du corps, la cyanose et l'asphyxie. Mais souvent ces phénomènes se succèdent sans ordre; maintes fois nous avons pu observer un effet rétrograde des symptômes de la période de réaction vers la période algide, et c'est cette perturbation qui

2.

nous a mis dans l'impossibilité d'établir, par l'analyse, une ligne d'ordre dans la marche mystérieuse
de la maladie.

Traitement de la première période.

En présence d'un grand nombre d'opinions et de
recettes données par des médecins de grand mérite,
il est naturel de se demander quels sont les moyens
les plus efficaces à opposer au choléra prodromique
ou confirmé. La thérapeutique, en effet, a fait là-dessus
si peu de progrès que nous sommes réduits à des expériences à peu près stériles. Quoiqu'il en soit, nous
allons faire connaître les méthodes de traitement que
nous avons suivies dans la guérison des malades,
frappés par le choléra, qui apparut dans notre ville
dans le courant de l'année 1854.

Dans la première phase de la maladie, ou période
d'imminence, voici ce qu'il est bon de faire : observer
un régime sévère, et la diète ; ne pas s'exposer au
froid, pas plus qu'à l'humidité ; ne pas trop fatiguer
le corps par le travail physique ou intellectuel ; prendre des bains, mais de courte durée ; bien couvrir
le corps avec des étoffes de laine, ou porter une cein-
ture de laine ; faire des frictions plusieurs fois dans la
journée avec un morceau d'étoffe de laine, imprégnée
de vapeur de camphre ou de karabé ; prendre des
boissons tempérantes et anti-spasmodiques, comme
la tisane faite avec l'orge, la fleur de tilleul, avec
addition d'un sirop mucilagineux ; quelques infusions

de thé carminatif ou de camomille; quelques lave-
ments faits avec la décoction de graine de lin et la
fleur de bouillon blanc : on peut encore y ajouter
une tête de pavot. Ces boissons seront toujours prises
à petites doses. On évitera sévèrement tout excès de
boisson, on s'abstiendra de fruits et d'eau froide en
trop grande quantité, surtout pendant le travail; on
évitera de coucher en trop grand nombre dans la
même pièce. Dans le cas de dévoiement ou de
diarrhée, dite prémonitoire, on la combattra le plus tôt
possible. Nous attachons une grande importance à ce
dernier symptôme, que M. Jules Guérin avait signalé
en 1832, comme devant fixer principalement l'attention des médecins. L'expérience en effet a démontré
que sur 974 cholériques, 740 l'on éprouvé, et le
choléra a fait d'autant plus de victimes que les personnes qui en ont été atteintes, out ressenti plus
vivement un dérangement intestinal de cette nature.
Si la langue est saburrale, s'il y a symptômes de gas-
tricité, anorexie, nausée, céphalalgie, déjections
jaunes ou vertes, nous indiquerons comme remèdes,
qui nous ont réussi, les purgatifs salins; tandis que
l'état indiqué en l'absence de ces derniers symptômes,
doit être traité par des opiacés, soit en potion, soit
en lavement : ces derniers ont été quelquefois com-
binés heureusement avec le sous-nitrate de bismuth ;
nous avons aussi employé avec succès le diascordium,
ainsi que les eaux gazeuses.

Ainsi, on le voit, ces deux indications sont très-distinctes et doivent arrêter l'attention du praticien. Dans le dernier cas, l'eau de riz gommé est une boisson très-utile. M. Trousseau s'est servi avec avantage de l'ipécacuanha, et, nous-même, nous en avons obtenu de bons résultats, mais toujours lorsque les embarras gastriques étaient bien caractérisés. Et quand ce désordre intestinal ne cédait pas aux évacuants, et qu'il restait encore du trouble dans les fonctions digestives, nous employions la décoction blanche de Sydenhanm, ou bien la potion de M. Trousseau, dans laquelle entre le ratanhia, le cachou, et la teinture d'hoffmann. Ce moyen a été fréquemment couronné de succès.

Traitement de la seconde période,
ou période algide.

Il existe dans cette période une perversion de fonctions, occasionnée par le froid glacial de tout le corps, aussi faut-il déployer une grande activité pour porter secours au malade ; toute perte de temps devient irréparable. On doit réchauffer le corps par toute sorte de moyens et empêcher qu'il perde du calorique. Il est bon de donner d'abord au patient une dose de vingt à trente gouttes de l'élixir parégorique de Neio-Yorh :

Opium. . . . . ⎫
Acide benzoïque. . . ⎬ 4 grommes.
Huile d'anis. . . . . ⎭
Extrait de réglisse. . . . 15 g.
Sirop de miel. . . . . . . 6 g.
Camphre. . . . . 1 g.
Eau-de-vie . . . . , ... 2 pintes.

Faites digérer pendant sept ou huit jours et filtrez.

On enveloppe ensuite le corps dans une couverture de laine; on promène une bassinoire sur toutes ses parties; on entoure le cholérique de bouteilles pleines d'eau chaude; on introduit sous les couvertures du lit des vapeurs, qui augmentent la température; (1) on fait des frictions sur tout le dos avec l'essence de térébenthine ou l'eau-de-vie camphrée, ou, ce qui est mieux encore, on en imbibe un morceau d'étoffe de laine, on l'applique sur le trajet des vertèbres et on promène un fer chaud par-dessus : cette opération doit être fréquemment répétée ; enfin on frictionne la périphérie du corps avec des linges secs et chauds, ou bien avec des liniments excitants. Il est encore très-utile d'appliquer des sinapismes aux cuisses et aux bras, de prendre des bains sinapisés ou, mieux encore, d'envelopper le cholérique dans une couverture de laine imbibée d'eau chaude, dans laquelle on a jeté préalablement quatre ou cinq cents grammes de moutarde en poudre. Pour seconder ce moyen, on donne à l'intérieur des stimulants diffusibles, comme le punch, le vin généreux, les potions cordiales, le sulfure de carbonne combiné avec l'alcool absolu (2 gr. du premier et 4 gr. du second. Mêlez.). Il suffit de prendre cinq à dix gouttes de cette potion. Si la douleur de l'estomac est forte et accompagnée de vo-

---

(1) Pour remplir cette indication, il convient d'envelopper un morceau de chaux vive, gros comme un œuf de pigeon, dans un linge fortement mouillé, qu'on placera à côté du corps.

missements , on applique sur l'épigastre des cataplasmes chauds de farine de lin. Le sous-nitrate de bismuth , combiné avec de l'opium , nous a , dans ce dernier cas , rendu de grands services et , quand la douleur a été persistante , un grand sinapisme , ou , mieux encore , un vésicatoire loco-dolenti et l'usage de la potion du professeur Requin (1) ont produit de bons effets. Pour boisson ordinaire , on donne l'infusion de menthe ou de camomille, à laquelle on ajoute, par litre, une cuillerée à soupe de rhum ou de bon cognac. Tous ces moyens doivent nécessairement ranimer l'action générale, appeler le mouvement du centre à la circonférence et rendre à la circulation toute son activité.

C'est dans l'invasion de cette période ou même pendant cette période que le médecin doit déployer toutes les ressources que lui fournit son art. Car dès que la cyanose est établie, que la respiration est vite , le pouls de la radiale inaccessible et l'asphyxie imminente, tout agent thérapeutique interne devient inutile.

En effet, les fonctions des absorbants sont alors complètement suspendues. Ce fait est bien démontré aujourd'hui , et M. Duchaussoy l'a soutenu dans sa thèse inaugurable devant la Faculté de médecine de

---

(1) Cette potion est ainsi composée :
Eau de mélisse }
Idem de Cannelle } aa 50 gram.
Ether sulfurique, 1 gr.
Acétate d'ammoniaque , 8 gr.
Sirop diacode, 30 gr.
    mêlez.

Paris. C'est dans un état aussi pénible et aussi grave que quelques médecins , pour réveiller la vitalité organique et l'action nerveuse, ont employé un caustique que les Indiens et le docteur Grunhow ont mis heureusement en usage. Ce caustique consiste à appliquer une compresse trempée dans l'eau-de-vie sur l'épigastre et sur le ventre à laquelle on met le feu. La douleur que produit le feu ranime alors les mouvements du cœur presque éteints. C'est encore dans ce même but que M. Abeille a donné la strychnine , à dose de 15 à 30 milligr.

Les effets , dit-il , en ont été surprenants. Il assure que , dans les cas graves , le nombre des malades qu'il a guéris est de dix sur vingt-deux , et dans les cas de moyenne intensité , de douze sur treize. Ces expériences ont été faites de nouveau par d'autres médecins ; mais , il faut le dire , avec bien moins de bonheur. Il est d'ailleurs reconnu que l'usage de ce remède pourrait devenir dangereux , puisque l'absorption ne se fait pas à cause des conditions de l'estomac. De plus , si cet agent se trouvait en grande quantité dans le ventricule au moment où les forces médicatrices auraient rétabli les fonctions physiologiques des absorbants , l'effet de ce toxique occasionnerait probablement la mort.

Les médecins, dans cette période , convaincus de l'état passif de l'estomac, et considérant le tube digestif comme un vase inerte, ont essayé la transfusion des remèdes excitants. M. Duchaussoy a pratiqué plu-

sieurs fois cette opération et elle lui laisse, dit-il,
quelque espoir ; mais nous devons attendre encore de
nouvelles expériences tant cette médication est peu
justifiée et controversée. Selon une autre opinion sou-
tenue par le professeur Riberi, il reste dans le désordre cholérique trois organes intacts : l'urèthre, la vessie
et le vagin, qui sont des organes d'élection pour in-
troduire l'opium, le meilleur sédatif. C'est sous le double titre de remède symptômatique et coadjuteur que
le cathétérisme opiacé est conseillé par le professeur de
Turin. Ce dernier moyen paraît offrir plus de succès
que la transfusion. M. Joamme, chimiste distingué,
qui, comme nous l'avons dit, en opposition avec MM.
Schœnbein, Bœckel et Wolf, prétend que l'épidémie
cholérique a pour cause matérielle un excès d'ozone
dans l'air, et croit s'être donné et avoir donné le
choléra en dégageant dans l'atmosphère une quantité
de ce principe, a été conduit à une médication des
plus heureuses, si toutefois son hypothèse est vraie.
L'usage de l'iode viendrait détruire complètement
l'ozone, et le poison serait annihilé. S'il en était ainsi,
cette découverte rendrait de bien grands services puisque non-seulement on pourrait guérir facilement les cholériques, mais prévenir encore le fléau en dégageant
dans l'atmosphère une certaine quantité du principe
iodique. Contrairement à cette opinion, d'autres sa-
vants prétendent trouver dans l'absence de l'oxygène
électrisé, comme l'appelle M. Becquerel, c'est-à-dire
de l'ozone, la cause de cette grave affection. Mais la-

quelle des deux opinions s'approche le plus de la vérité? C'est ce qu'il serait facile de connaître à l'aide d'un petit appareil, l'ozonoscope, destiné à accuser dans un lieu la présence ou le manque d'ozone. Par ce moyen facile, les hypothèses étant vérifiées, les médecins fixeraient particulièrement leur attention sur celle des deux que l'expérience montrerait plus probable. Peut-être même se convaincrait-on de la même manière que l'excès, comme le manque d'ozone dans l'atmosphère, peut également occasionner la maladie. S'il en était ainsi, il serait vrai de dire que de différentes causes résulte un même effet, à l'inverse de ce qu'exprimait Hyppocrate, en disant que d'une même cause résultent différents effets. Mais que l'une ou l'autre, ou l'une et l'autre condition atmosphérique produisissent le choléra, la science trouverait facilement le moyen de reconstituer l'air dans son état normal, soit en dégageant, soit en absorbant une quantité suffisante d'ozone. Dans ce dernier cas, M. Joamme nous a enseigné de faire volatiliser de l'iode dans les appartements ou dans l'air libre.

A part tous les moyens indiqués dans le traitement de la période algide, il nous reste encore à parler de quelques autres que nous avons nous-mêmes expérimentés. Souvent nous avons employé le valérianate de zinc, tout en nous conformant au mode de prescription donné par l'auteur de cette découverte. Nous l'avons essayé dans toutes les périodes ; quelquefois avec succès dans l'invasion de la période algide, mais toujours inutilement quand la cyanose était établie.

Les médecins de l'Inde ont mis en usage le calomel ainsi que le charbon végétal en poudre. Nous aussi, nous en avons fait l'expérience, mais les faits n'ont pas toujours répondu à notre attente. Pareille chose en Russie est arrivée aux hommes de l'art qui se sont servis du même traitement. Ainsi, le calomel ne nous a donné aucun résultat, et quant au charbon végétal, nous l'avons employé, d'après le conseil de M. Biett, avec plus de succès, délayé dans un peu d'eau, et donné d'heure en heure à la dose de 10 décigr., en augmentant graduellement jusqu'à 2 gram. Dans deux cas le vomissement s'est arrêté, la bile a repris son cours, les sécrétions intestinales se sont puissamment modifiées, et l'appareil urinaire a repris ses fonctions normales. On a employé encore dans l'Inde l'huile douce, mais pour nous, elle ne nous a donné aucun résultat. L'eau sel en grande quantité était devenue un remède trivial; nous l'avons vu réussir sur deux sujets. La glace, prise fractâ-dose, nous a produit de bons effets; elle a modifié les vomissements et provoqué fréquemment la réaction. L'eau froide, donnée à torrents a été souvent employée mais sans que les résultats fussent satisfaisants. Quelques-uns de nos collègues et nous, nous avons fait grand usage de l'ipecacuanha, mais toujours inutilement. Il n'en est pas de même de la quinine dont les résultats ont été quelquefois merveilleux. En voici un exemple :

Le nommé X..., âgé de 30 ans environ, d'un tempérament nerveux et lymphatique, fut, par suite d'un dérangement intestinal, pris de tous les symptômes du choléra. Appelé pour lui donner du secours, notre premier soin fut de chercher à réchauffer le corps, soit par des moyens externes, soit par les moyens internes indiqués précédemment. La réaction s'établit et, à notre grand étonnement, tout rentra dans l'ordre. Mais comme nous venions de perdre la veille un cholérique qui nous avait présenté une rémission de 24 heures, et dont la reprise avait reparu sans en connaître la cause, et avait emporté le malade malgré tous les secours donnés, nous crûmes avoir découvert un choléra avec accès pernicieux et, d'après ces prévisions, nous nous empressâmes de donner la quinine, 75 centigr. en deux doses. Le lendemain nous n'eûmes que l'effigie de l'accès. Pour plus de sécurité, le jour suivant, nous donnâmes une secon e dose, mais moins grande et aucun signe de choléra ne reparut.

Nous ne pouvons finir cette période de traitement sans parler de la saignée, le grand cheval de bataille de Broussais. Nous en avons fait usage, mais sans grand résultat, dans la période algide et dans le coma, ou plutôt dans cet état congestif du cerveau que nous avons observé fréquemment. Qu'on ne croie pas cependant que nous ayons employé les émissions sanguines pour combattre une inflammation. Non. Mais nous, comme tant d'autres, nous croyons que la perte de sang donne plus de liberté à la circulation et accélère les contractions du cœur, d'où il résulte qu'il y a dans un temps donné une plus grande quantité de sang soumise à l'influence de l'air dans les poumons. Alors dans ce moment de suffocation imminente, nous avons employé l'insufflation d'air dans les organes respiratoires avec quelque succès. Toutefois nous avons observé que ce moyen avait agi plus efficacement après les émissions sanguinées.

Avant de terminer cette période , nous devons signaler les bons effets de l'éther phosphoré (1) dont nous avons indiqué l'usage, il y a 20 ans à la société de médecine de Lyon.

Traitement de la période œstueuse
ou de réaction.

La marche insolite de cette période , les phénomènes , les épiphénomènes et les anomalies qu'elle présente, ne permettent pas au praticien de formuler une méthode de traitement à suivre , comme dans les autres phases cholériques. Cependant si , à l'issue de la période algide, il survient des sueurs abondantes ; si l'état grave du cholérique diminue d'intensité , nous devons attendre de la nature médicatrice un grand bien et rester alors spectateurs de cet état de choses. Malheureusement, il n'en est pas toujours ainsi ; il arrive parfois une réaction exagérée et , sous son influence,

---

(1) 10 centigr. de phosphore dissous dans 30 gr. d'éther bien rectifié; donner de demi-heure en demi-heure, par cuillerée à café, dans une tasse d'infusion de fleur de camomille. (Voyez le procès-verbal de la société de médecine de Lyon. 1837.)

apparaissent des congestions au cerveau, ou bien dans l'une des deux autres grandes cavités. C'est alors que les saignées générales et locales sont d'un grand secours. Si c'est l'encéphale qui est pris, il est bon d'employer les émissions sanguines, secondées par les révulsifs et par l'eau à la glace appliquée à demeure sur la tête.

Des boissons rafraîchissantes doivent dans ce cas être données. Il est très important aussi de tenir le malade au milieu d'une température peu élevée et de lui faire respirer un air fréquemment renouvelé. C'est dans cette période que nous avons vu le choléra prendre la forme typhoïde, ataxique et adynamique; mais avant de prendre l'un de ces caractères, il revenait quelquefois en arrière, et la période algide recommençait de plus fort. Dans ce cas, il faut revenir aux moyens déjà indiqués dans la période algide. Quant aux fièvres typhoïdes, ataxiques et adynamiques, qui sont la suite du choléra, elles ne peuvent pas être toujours traitées comme lorsqu'elles apparaissent dans les sujets dont les fonctions organiques et vitales n'ont pas été troublées tumultueusement. Pour la première, la fièvre typhoïde, le calomel n'a pas mieux réussi que dans le choléra; mais les vésicatoires promenés sur différentes parties du corps ont produit d'excellents effets, surtout ceux des extrémités inférieures dont les suppurations entretenues ont modifié puissamment l'affection. La fièvre ataxique a été traitée par les frictions camphrées et le musc à l'intérieur. Dans quelques circonstances, un vésicatoire à la nuque nous a donné de bons résultats. Une seule fois nous avons observé la forme adynamique , et malgré l'usage des toniques et de tous les moyens indiqués dans une pareille affection , le malade a succombé.

Nous ne ferons pas un article spécial pour la convalescence , quoique le bon pilote ne doive pas abandonner le vaisseau à l'entrée du port. Nous dirons seulement qu'il faut être sévère pour tout, très sobre et très prudent dans le régime, soit dans la qualité , soit dans la quantité d'aliments ; ne pas s'exposer à une température basse, ni à un courant-d'air ; éviter l'humidité ; se tenir chaudement habillé ; écarter scrupuleusement tout ce qui pourrait faire naître de nouveaux accidents ; en un mot, se conformer strictement à ce que prescrit l'hygiène. S'il survenait quelque rechute, on devrait la combattre par les moyens assignés dans chaque période. En général, il reste au malade un trouble dans l'innervation que nous avons vu , chez deux sujets , passer à l'état de lypemanie.

Prophylaxie.

L'hygiène est à la santé ce que la pathologie est à la maladie ; aussi devons-nous nous occuper essentiellement de cette partie de la médecine qui , dans l'espèce, est la chose la plus importante. Parmi toutes les maladies qui affligent l'humanité , il en est peu auxquelles le médecin puisse commander ; il est réduit presque toujours au rôle d'interprète de la nature, *naturæ minister et interpres* , comme le dit Baglivi. C'est pourquoi il doit s'attacher principalement à les prévenir, et on ne le peut que par le secours des moyens hygiéniques. Aussi une population, qui sera surprise par des influences épidémiques dans de mauvaises conditions d'hygiène, sera frappée cruellement, et elle verra l'épidémie progresser et grandir tous les jours. Pour se mettre à l'abri de pareils accidents , il faut étudier non—seulement les conditions générales d'organisation , mais encore le climat , la profession et les mœurs des masses. De cette manière , on parviendra facilement à connaître la condition qui dispose le plus à une maladie déterminée , et celle où l'homme doit être placé pour éviter l'influence des causes qui agissent défavorablement sur lui. Celles que nous avons signalées à l'article où il en est traité spécialement (étiologie), doivent être prises en grande considération, puisque ces conditions hygiéniques indiquées augmentent de beaucoup l'intensité du choléra. Il faut donc chercher par une bonne hygiène publique et privée à placer les populations dans un milieu qui se prête moins aux influences générales , complexes , morbides , et opposer un antagonisme à ces mêmes influences. Pour atteindre ce but , il faut faire une appréciation des degrés de salubrité des lieux , et pour cela c'est à l'hygiène seule que nous devons nous adresser, alors nous préviendrons le fléau ou du moins nous en obtiendrons des modifications.

Les administrations devront s'entendre avec les

hommes de l'art, afin de prendre toutes les mesures nécessaires pour atteindre ce but. Sans doute nous connaissons trop le caractère des populations pour croire que la mission est facile. Il est des individus qui seront toujours rebelles aux enseignements de la vérité et de la sagesse ; mais nous savons aussi que le plus grand nombre comprendra son intérêt et répondra à notre appel en se conformant à nos avis.

J'invite donc, au nom de l'humanité, toutes les autorités à redoubler d'efforts et de zèle pour faire exécuter les arrêtés de police qui existent déjà, à en prendre de nouveaux s'il y a lieu. A ce sujet, nous sollicitons un arrêté pour que les lieux communs, qui sont sur la rivière et à une hauteur de plusieurs toises, aient des conduits arrivant jusqu'à l'eau ; pour que les bouchers ne laissent point séjourner dans les tueries des parcelles ou débris d'animaux et n'étendent point les peaux dans les galetas et aux environs de la ville. (1) Cela éviterait dans l'air une exhalaison pernicieuse. J'appelle son attention sur l'état des faubourgs. Les habitants y sont logés étroitement au rez-de-chaussée en grande partie. Il n'est pas rare de trouver sept ou huit personnes dans une même pièce, qu'ils partagent encore avec un ou deux porcs, d'autrefois avec un ou deux ânes et souvent avec les uns et les autres. D'ordinaire, on ne voit dans ces appartements qu'une seule ouverture, de manière que

---

(1) Ceci nous porte à engager l'administration à faire construire des abattoirs en dehors de la ville.

l'air qui y est infecté par le dégagement des miasmes des personnes ou des animaux, ne peut jamais être renouvelé complètement. D'ailleurs ces parties de la ville sont percées par des rues très-étroites et fréquem ment couvertes de fumier, en même temps des égoûts d'écuries y laissent en stagnation, par le fait d'un sol inégal, les eaux les plus malsaines.

On observe particulièrement cet état de choses à la partie du midi et du nord du faubourg de la Finarié. Le faubourg du Gua laisse aussi beaucoup à désirer, mais celui de Montplaisir demande encore une surveillance plus active. Le rez-de-chaussée de toutes les maisons a des écuries dont les exhalaisons méphitiques n'ont d'autre issue que d'étroits corridors, qui communiquent aux appartements habités. A côté de ces écuries se trouvent toujours des tas de fumier qui infectent l'air. M. le maire devrait surtout renouveler à ses administrés l'ordre de veiller à ce qu'on ne jetât pas des excréments dans la rue, soit pendant la nuit, soit pendant le jour. Je rappellerai que la rue du Moulin, le Cours et la Grand-Rue sont fréquemment sillonnés par des eaux méphitiques, qui entraînent des détritus de matières végétales résultant des eaux de teinturerie stagnantes dans les citernes. Nous espérons que cette réclamation, faite au nom d'une nécessité publique, engagera l'administration à prendre des mesures efficaces sans retard. On devrait pratiquer des ouvertures dans toutes les demeures, qui n'en ont qu'une et qui sont habitées par plusieurs personnes , afin d'établir des courants d'air.. L'intérieur des maisons ainsi que l'extérieur devraient être badigeonnés avec de la chaux vive. Plus de quatre personnes à la fois ne devront jamais coucher dans une même pièce. Les établissements d'instruction publique , de congrégations religieuses , d'hospitaliers , les casernes , les manufactures , les chantiers , les ateliers de fabrication , etc., devraient être soigneument surveillés. Pour cela , il conviendrait de faire de temps à autre des visites préventives , afin de s'enquérir de l'exécution des mesures prescrites. Ces visites seraient faites dans les établissements par les médecins qui y sont attachés , et dans les maisons particulières par celui qu'elles honorent de leur confiance. Ce dernier aurait à s'occuper encore des dérangements de santé , afin de donner des conseils pour arrêter ces indispositions prémonitoires qui sont fréquemment suivies de choléra ; car le rôle des médecins , dans une épidémie , est double , ainsi que l'a dit le docteur Amédée Latour, prévenir la maladie et secourir le malade. La propreté du corps ne doit pas être négligée , aussi des bains domestiques seront pris fréquemment , particulièrement par les ouvriers; comme la misère ne leur permet pas de faire la moindre dépense à ce sujet , il serait important que l'administration leur en fît accorder gratuitement.

Il serait encore très utile d'avoir, par les soins de l'autorité , dans le cas d'une nouvelle épidémie , de quoi parer aux dépenses pour secourir l'indigent. Il faudrait de vastes salles bien aérées pour loger les cholériques qui n'auraient aucune ressource , afin de pouvoir leur donner de prompts secours. A cet effet, l'organisation d'un bureau d'assistance , qui serait toujours en mesure de satisfaire à tous les besoins , est indipensable.

Quant à ce qui regarde le régime et les dispositions que nous devons prendre, pour éviter les intempéries de l'air et des saisons , nous renvoyons le lecteur à l'article qui traite de la première période. Nous ajouterons seulement que dès-lors qu'on observera quelques cas de choléra, et que le nombre augmentera de jour en jour, on devra mettre tout en œuvre pour arrêter le fléau. Nous indiquerons comme excellent moyen de grands feux allumés dans les rues et aux environs des villes. Nous avons vu quelque part qu'une maladie épidémique ravageait une partie de la Péninsule espagnole; alors, sur le conseil des médecins , furent établis, sur différents points et aux environs où régnait l'épidémie , des foyers entretenus par des plantes aromatiques (1) , et sous leur influence la maladie prit un caractère descendant. Un pareil fait s'est passé l'an

---

(1) Les exhalaisons aromatiques sont d'une si grande utilité que les Hollandais ayant fait détruire les girofliers, dont l'île Ternate était couverte, les habitants de cette île, qui jouissaient auparavant d'une santé constante et vivaient très-long-temps . furent attaqués de maladies de toute sorte. Un médecin les attribua avec raison aux exhalaisons nuisibles d'un volcan, qui était dans cette île, lesquelles n'étaient plus corrigées par les corpuscules aromatiques et très-pénétrants que les girofliers répandaient dans l'air.

dernier en France. Le choléra et la suète décimaient
la population d'un village , lorsque par accident se
déclara un fort incendie; dès ce moment les épidémies cessèrent. Ce fait démontre d'une manière in-
contestable l'efficacité des moyens que nous ne cher-
cherons pas à raisonner , mais qui sont bien démon-
trés et bien établis.

Une mesure encore très-importante devrait être
prise par l'administration : ce serait de réserver un
quartier de cimetière exclusivement destiné à recevoir
les cadavres des cholériques, qu'on enterrerait pro-
fondément, après avoir jeté de la chaux vive dans la
bière ; encore même, durant longues années, se gar-
derait-on de fossoyer cette partie de terrain. Par là on
éviterait le dégagement , à l'air libre , des miasmes
méphitiques qui résultent de la mobilisation d'une
terre qui a reçu des corps détruits par la putréfaction.
C'est ainsi qu'il y a eu en Angleterre un exemple
d'infection variolique, causée par l'ouverture d'un cer-
cueil renfermant le corps d'une personne morte de
cette maladie ; et cependant le cadavre était inhumé
depuis plus de trente ans déjà.

Il serait encore important de ne pas faire les trans-
ports des cadavres à bras, car on a vu des maladies
se communiquer aux porteurs par le fait des dégagement méphitiques, Coutelle d'Albi en a fait l'observation.

Lorsque nous parlons de contagion et d'infection ,
le lecteur ne doit pas confondre ces deux mots. L'in-

fection se transmet par les voies aériennes , la contagion a lieu par le contact médiat ou immédiat du virus qui a infecté le sujet. Cette circonstance nous amène à dire que le choléra ne nous a fourni aucune preuve de contagion ; d'accord avec d'autres praticiens , nous pensons qu'il nous arrive par voie épidémique.

Corollaires.

La maladie qui fixe aujourd'hui l'attention du monde médical , est encore un mystère pathologique ; aussi les nosographes s'accordent peu pour la ranger dans une classe. Les phénomènes qui la caractérisent apparaissent d'abord dans la cavité abdominale. Ce qui nous porte à croire que le système digestif et le système ganglionnaire sont le siége de cette affection (2) dont la nature et la cause donnent tant de sollicitude aux hommes de l'art.

Le résultat des autopsies confirme encore cette hypothèse. Delpech et quelques autres ont trouvé les ganglions du centre fortement renflés, et nous avons communiqué, il y a vingt ans environ , un mémoire à la société de médecine de Lyon sur le choléra indigène , dans lequel , nous aussi , nous parlions d'une altération dans les ganglions du grand sympathique . que l'autopsie nous avait fait reconnaître. Toujours

---

(2) Nous pensons, avec M. Georget , que le siége des maladies est toujours là où se manifestent les symptômes.

est-il que, les phénomènes se passant dans la cavité
abdominale , nous avons lieu de penser que les organes ou viscères qui y sont contenus reçoivent les pre-
mières atteintes du génie cholérique, et que ces atteintes se traduisent ensuite sous différentes formes. Cela
nous explique l'action des agents thérapeutiques,
pris dans un ordre tout opposé. Un tel état de choses
ne peut provenir que des conditions individuelles,
c'est-à-dire de l'idiosyncrasie du sujet.

Indiquer la cause d'une maladie serait en montrer
le remède. Malheureusement les génies épidémiques
(et nous entendons parler non-seulement de ces épidémies qui visitent une nation, mais encore de celles
qui ravagent le monde entier), se jouent des efforts et
de la sagesse des hommes les plus habiles de l'art , et
échappent ainsi à toutes les investigations de la science.
Les circonstances de ces fléaux tiennent, en effet , à
des causes si cachées ou si grandes qu'il n'est pas éton-
nant que nos recherches restent infructueuses. L'ana-
logie et l'induction nous font croire que les vents
portent le génie cholérique. Cette opinion est corro-
borée par celle de nos anciens médecins sur la marche pestilentielle et variolique. Hippocrate annonçait
une épidémie d'après les vents qui régnaient dans le
courant de l'année ; Chaptal a dit : « Une épidémie
variolique commençait par la porte de la ville du
levant, d'où elle s'étendait, en ligne droite, jusqu'à
la porte du couchant, et la même épidémie, quelques
années plus tard, pénétrait par la porte du couchant

et suivait la même marche jusqu'à celle du levant. Le choléra a, dans quelques villes, marché de la même manière; dans quelques lieux il a frappé cruellement les habitants d'une rive, tandis que de l'autre côté du fleuve ils ont été épargnés. D'autrefois il a sévi horriblement dans la partie nord d'une ville sans causer aucun ravage dans la partie du sud. On a observé dans quelques endroits où régnaient les épidémies, que les oiseaux mouraient ou disparaissaient. Ce fait s'est produit dans le Languedoc en 1502. Laurent Joubert dit que les oiseaux périrent presque tous, excepté les oiseaux de proie qui semblent prévoir la pestilence dans l'air d'une contrée et s'en éloignent de bonne heure (1). Toutes ces circonstances ne prouvent-elles pas que l'air seul est le récipient du principe délétère, et que le milieu dans lequel vit une population n'est que la cause prédisposante à la maladie. Voilà pourquoi les classes d'hommes qui sont mal logées, et dont la propreté est entièrement négligée, qui souffrent d'ailleurs de la faim et ne se nourrissent que de mauvais aliments, sont communément victimes du fléau.

Le choléra ne peut être confondu avec une autre maladie. La séméiotique de cette affection est devenue aujourd'hui trop vulgaire pour qu'un homme de l'art puisse s'y méprendre. C'est pourquoi le médecin qui sera appelé à temps pourra, au premier aspect du

---

(1) Voir Henri Fouquet (Traité de la petite vérole).

malade, porter son diagnostic, avec assurance, et mettre de suite en usage les moyens thérapeutiques propres à combattre la maladie. Il faut seulement être assez perspicace pour remplir les indications que présente le choléra dans ses différentes phases. A cet effet, il est important que le médecin soit au courant des faits observés ; car les mêmes moyens ne réussissent pas dans tous les pays. C'est un fait reconnu aujourd'hui qu'un agent thérapeutiqne n'a pas la même puissance sur des malades frappés d'une même affection , dans des régions différentes. C'est ainsi que le calomel a produit en Russie des effets tout différents de ceux qu'il produisait dans l'Inde. Pareillement , dans cette première contrée , le sous-nitrate de bismuth a eu des succès merveilleux , tandis qu'on l'employait ailleurs inutilement. Il en a été de même de l'opium , des vomitifs, des purgatifs salins , du valérianate de zinc, de l'eau salée, de l'huile , de la glace et de l'eau naturelle. La thériaque , tant préconisée par Baglivi, a partagé le même sort , ainsi que le laudanum que Sydenham conseille d'employer mêlé à l'eau de canelle ou de laurier de cerise noire. Nous doutons que la strychnine ait été employée avec succès dans la période algide ; car dans cette période , les fonctions absorbantes étant suspendues, il n'y a pas espoir d'obtenir une action énergique de cet agent. Cependant les fonctions physiologiques de ce système d'organes ne sont pas entièrement annihilées, puisque des expériences répétées ont montré que , dans de pareilles conditions, l'usage de la belladone se manifestait sur les pupilles. On devra donc porter beaucoup de circonspection dans l'usage de la strychnine, si l'on tient à éviter les accidents graves, qui pourraient survenir. Pour cela, on étudiera le moment opportun de donner cette substance, afin de pouvoir apprécier ses effets. Nous l'avons employée en deux circonstances sans aucun succès ; mais cela nous a paru tenir à l'état trop avancé de la période algide. Aussi nous avons préféré recourir aux médications externes, qui pouvaient réveiller la sensibilité nerveuse et la contractilité musculaire. A cet effet, nous avons eu à nous louer, dans deux cas, de l'emploi sur la région abdominale de caustique mis en usage par les Indiens.

De toutes ces réflexions et observations, il résulte que la maladie présente trois périodes bien distinctes, que la première et la seconde ont un ordre de médication tout différent, que la troisième mérite une attention spéciale|, à cause de sa marche irrégulière et de ses complications, et que les remèdes n'ont pas le même mode d'action sur l'organisme des habitants des différents points du globe.

Il est donc de la plus haute importance que les médecins de chaque nation, de chaque province, de chaque ville même fassent une étude particulière de toutes ces circonstances. Qu'ils observent surtout, en donnant le remède, les formes, le caractère, la physionomie, les phases du choléra. Nous attachons à ce travail la plus grande importance , et l'on sait ce que disait M. Ducasse : Un fait bien observé, accompagné de toutes les circonstances qui en éclairent l'histoire, est le plus beau présent que l'on peut faire à la science.

Nous dirons en terminant que l'administration, comme les particuliers, le riche comme le pauvre , ont tous un intérêt commun à prévenir dans le fléau la cause d'une si grande mortalité. Aussi, nous en avons la ferme confiance, si le choléra venait de nouveau mettre en danger ce que nous avons de plus cher , aucun des citoyens ne faillirait à son devoir. Nous espérons surtout de l'intelligence éclairée de M. Larc, commissaire de police , le concours le plus actif pour l'exécution des mesures sanitaires, qu'il est bon de prendre en pareilles circonstances.

Quant à nos collègues, nous ne prétendons rien leur apprendre ; ils ont lu , ils ont vu comme nous ; aussi disons avec Montaigne : Nous n'enseignons pas, nous racontons.

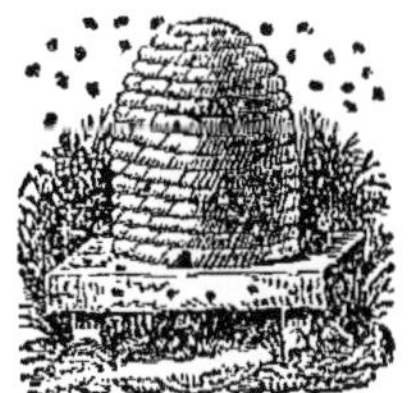

www.ingramcontent.com/pod-product-compliance
Ingram Content Group UK Ltd.
Pitfield, Milton Keynes, MK11 3LW, UK
UKHW021644090726
13657UKWH00004B/1754